AF240165

Ed. RETTERER

Professeur agrégé.

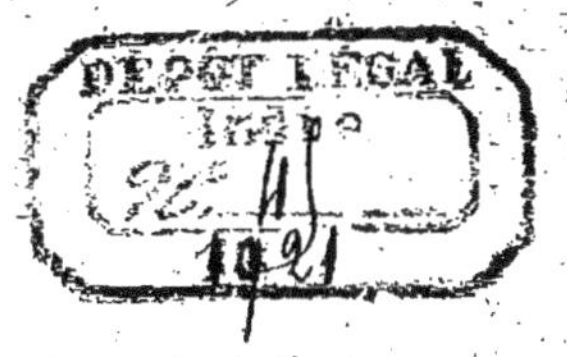

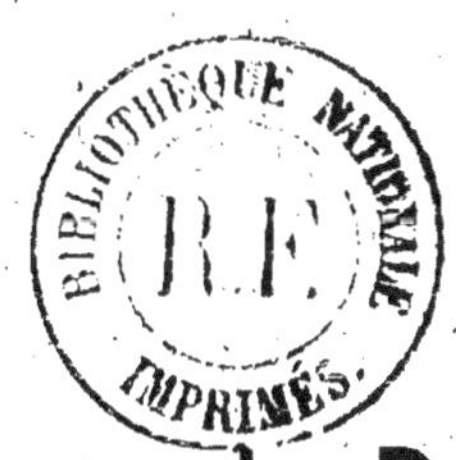

Des Dents du Dauphin
et de la Taupe

*(Communication à la Société d'Odontologie de Paris,
1er février 1921.)*

— **1921** —

PUBLICATION DE *L'ODONTOLOGIE*

30 juin.

DES DENTS DU DAUPHIN ET DE LA TAUPE

Par le professeur agrégé Ed. Retterer.

(Communication à la Société d'odontologie de Paris, 1er février 1921.)

Au xx° siècle, on continue à procéder comme on a fait aux siècles passés : on commence par décrire les dents de l'homme et on les divise en incisives, canines et molaires. Puis, passant aux autres mammifères, on cherche à faire rentrer les formules dentaires dans ce schéma. C'est ainsi que procèdent les anthropomorphistes. Cependant, dès le milieu du xviii° siècle, Daubenton[1] écrivit : « Toutes les dents des chiens sont des dents canines ». Ni Cuvier, ni aucun des anatomistes n'ont relevé cette remarque et ils ont continué à homologuer les dents des carnivores à celles des omnivores. Mes recherches antérieures m'ont convaincu de la justesse de l'observation de Daubenton : la conformation des dents dépend de l'usage que font les animaux de ces organes. Une molaire de carnivore a une forme tout autre que celle d'un herbivore. Le sens des mouvements qu'exécute la mandibule, leur énergie, déterminent, à mon avis, l'orientation et l'évolution spéciales des parties molles et dures de ces organes. Bien plus, la structure de la dentine, la façon dont elle se transforme en émail, l'épaisseur de l'émail sont en raison directe de l'attrition que subit la dent. N'ayant pas les moyens de vérifier ces faits par l'expérimentation, il me reste la ressource d'examiner et de comparer entre elles les dents des animaux qui triturent des aliments durs et celles des animaux qui ne s'en servent que comme organes préhensiles, c'est-à-dire chez ceux qui avalent leur proie vivante et après l'avoir seulement déchiquetée. A cet égard, le dauphin et la taupe me semblaient des types tout indiqués.

J'ai appliqué à ces dents, fixées dans le formol ou le bichlorure de mercure, la technique qui m'avait donné de

---

1. Buffon et Daubenton. *Hist. natur.*, t. V, p. 282-1.755.

bons résultats pour les dents des autres mammifères. En raison de la finesse des éléments, il faut des coupes épaisses seulement de 5 à 7 μ.

I. — FORME ET STRUCTURE DES DENTS DU DAUPHIN ET DE LA TAUPE.

Les dents du dauphin ont toutes même forme ; elles sont *homodontes*. Celles de la taupe, quoique de figure et de dimensions différentes, sont également pointues.

A) DAUPHIN *(delphinus delphis L.)*. — Voici en quels termes Lacépède[1] décrivit les dents du dauphin : « on voit, dit-il, à chaque mâchoire (du dauphin) une rangée de dents peu renflées, pointues et placées de manière que, lorsque la bouche se ferme, celles d'en bas entrent dans les interstices qui séparent celles d'en haut, qu'elles reçoivent dans leurs intervalles ». Le nombre de ces dents peut varier suivant l'âge ou suivant le sexe. Les uns en ont compté 42 à la mâchoire d'en haut et 38 à celle d'en bas ; d'autres en ont trouvé 47 à chaque mâchoire ; d'autres encore en ont vu 96 à la mâchoire supérieure et 92 à la mâchoire inférieure.

Cuvier[2] caractérise la denture du dauphin de la façon suivante :

Le dauphin ordinaire *(delphinus, delphis L.)* à bec comprimé et armé de chaque côté de la mâchoire de 42 à 47 dents grêles, arquées et pointues.

Ch. Tomes[3], parlant des cétacés, s'exprime ainsi :

« Une seule série de dents se développe chez ces animaux ; elles sont d'une forme absolument semblable, lorsqu'elles sont nombreuses. Elles se composent généralement d'ivoire dur, revêtu d'une couche de cément. Il n'est pas rare que l'émail forme le sommet et même un revêtement complet sur les dents de beaucoup de cet ordre[4].

» Chez le dauphin, les dents sont fort nombreuses, car on en

---

1. *Histoire naturelle des cétacés*, An XII, p. 255.
2. *Règne animal*, 1829, p. 287.
3. *Traité d'anatomie dentaire*, etc., trad. franç., p. 312.
4. Le professeur Turner n'a pas trouvé trace d'émail sur la dent du Narval.

compte près de deux cents ; elles sont étroites, coniques, légèrement recourbées en dedans et très aiguës ; comme elles s'entre-
croisent au lieu de se rencontrer, leur sommet ne subit que peu
d'usure et elles restent constamment aiguës. »

Cette citation de Tomes ne nous renseigne guère sur la
présence ou l'étendue de l'émail, ni sur la structure intime
de l'ivoire et du cément des dents du dauphin. Alors se
pose la question suivante : existe-t-il primitivement un revêtement complet d'émail sur la couronne des dents du
dauphin, et comment se fait-il que cet émail disparaisse
partiellement ou totalement ? Max Weber [1] semble admettre
la première alternative : sur les dents des cétacés, comme
sur les défenses des éléphants, l'émail commencerait par
former un revêtement complet qui plus tard disparaîtrait en
certains points par voie régressive.

Pareille régression serait totale chez le tatou et l'oryc-
térope. Les dents du dauphin adulte ont une couronne lon-
gue de 5^{mm} environ et large de $1^{mm}5$ à 2^{mm}, une seule racine
une fois et demie ou deux fois plus longue environ. La couronne est un peu renflée à sa base et se termine en pointe.
Sa face externe est convexe et sa face interne légèrement
excavée. La pulpe ou cavité dentaire n'a qu'un diamètre de
$0^{mm}06$ au niveau de la couronne : en avant et en arrière de
la pulpe, la partie dure mesure $0^{mm}9$; en dehors (face externe), elle n'a que $0^{mm}6$, et, en dedans (face interne), elle
atteint un diamètre de $0^{mm}8$.

La partie dure ou ivoire qui entoure la pulpe est traversée
par de nombreux canalicules, qui sont disposés perpendicu-
lairement à cette dernière et rayonnent, en décrivant de
légères flexuosités vers la surface externe de la dent. Dans
la portion interne de l'ivoire, les canalicules ont un diamètre
moyen de $1\,\mu$ à $1,5\,\mu$ et sont séparés les uns des autres par
une substance fondamentale ou intertubulaire de $2\,\mu$ à $3\,\mu$ en
moyenne. Chaque canalicule a un contour net, que colore
l'hématoxyline et est rempli d'un protoplasma transparent

---

1. *Die Säugetiere*, 1904, p. 189.

ou hyaloplasma, au centre et vers la périphérie duquel on aperçoit sur les coupes transversales un point coloré, coupe de la fibrille de Tomes. A mesure qu'on approche de la surface externe de la couronne, les canalicules se rétrécissent et l'hyaloplasma se réduit : sur la plupart d'entre eux, on aperçoit un épaississement fortement coloré par l'hématoxyline et occupant l'un des côtés du canalicule où il se confond avec la gaîne de Neumann. A une distance de $0^{mm}1$ de la surface externe de la couronne, il n'existe plus, à la place des canalicules, que des fibres hématoxylinophiles, épaisses de 1 μ environ et distantes les unes des autres de 3 μ en moyenne. De plus, ces fibres de Tomes émettent de nombreux ramuscules latéraux qui s'anastomosent et circonscrivent des mailles étroites remplies d'une masse amorphe. C'est ainsi que se développe à la surface de l'ivoire une couche distincte que nous pouvons appeler *émail* et atteignant une épaisseur de 36 à 40 μ. Cet émail est revêtu d'une couche, épaisse de 5 à 7 μ dont tous les éléments se colorent d'une façon intense, en bloc, pour ainsi dire. Cette couche superficielle me semble correspondre à la *membrane de Nasmyth*.

Quant à la substance intertubulaire de l'ivoire, elle se compose d'une trame réticulée dont les mailles sont remplies d'hyaloplasma basophile et calcifié. Elle a la même structure que celle que nous avons décrite et figurée dans l'ivoire des autres mammifères[1] avec la différence suivante : dans l'ivoire du dauphin, les filaments réticulés de la trame sont plus nombreux et plus serrés et leurs mailles ne mesurent guère que 1 μ ou 1, 5 μ.

A mesure que la dentine évolue vers la surface, l'hyaloplasma des canalicules se réduit en se transformant en substance intertubulaire et, au lieu d'un canalicule, on ne voit plus qu'une fibre hématoxylinophile qui, de distance en distance, traverse la substance fondamentale. De plus, le réticulum hématoxylinophile de la substance intertubulaire

---

1. Voir fig. 2 in *Revue de Stomatologie*, 1920, p. 443.

se développe davantage. Sont-ce les fibres de Tomes qui se divisent et se multiplient ou bien l'hyaloplasma de la substance intertubulaire se transforme-t-il en fibrilles granuleuses et réticulées? Je ne saurais le décider. Il me semble qu'en évoluant vers la surface la dentine s'appauvrit en masse amorphe et calcifiée. C'est là ce qui explique la présence, à la surface de la couronne, de cette couche de fibrilles hématoxylinophiles serrées à laquelle nous avons donné le nom de *membrane de Nasmyth*.

On y voit, de distance en distance, des vides, analogues à ceux que nous avons décrits et figurés sur les dents de chien décalcifiées [1] : ces vides sont dus à la décomposition de l'hyaloplasma calcifié sous l'influence des acides qui, après avoir dissous les éléments minéraux, désagrègent les éléments organiques.

Quant à la *racine*, son ivoire a même structure que celui de la couronne et sa couche externe figure également une zone claire que nous regardons comme l'homologue de l'émail coronaire. La partie profonde de la racine est entourée d'un cortical ou cément radiculaire, épais de $0^{mm}3$. Le cortical est formé d'un tissu osseux identique à celui que j'ai décrit et figuré sur les autres mammifères [2] : le tissu osseux possède des trabécules hématoxylinophiles à direction essentiellement transversales, qui émettent sur leurs faces des ramifications nombreuses et serrées. La masse amorphe contenue dans le réseau trabéculaire est calcifiée.

Quant aux cellules osseuses, elles sont ovalaires à grand axe parallèle au grand axe de la racine. Leur noyau est long de 7 à 8 μ et large de 2 ou 3 μ seulement. Le cytoplasma est clair ; son grand axe est de 12 μ, et son petit de 7 μ. Une capsule entoure la cellule. Notons que, sur le dauphin, comme sur les autres mammifères, la moitié externe du cortical est seule pourvue de cellules nucléées. Dans la moitié interne, le cytoplasma et le noyau ont disparu et il ne reste des cellules osseuses que des cavités vides.

---

1. Voir fig. 3, *Odontologie*, 30 octobre 1920, p. 521.
2. Voir *Odontologie*, 30 mars 1920, p. 168.

Le ligament ou périoste alvéolo-dentaire qui relie la dent à la mâchoire est épais de $0^{mm}4$; il se compose de faisceaux fibreux à direction prédominante transversale ou horizontale.

B) Dents de la Taupe [1] (*Talpa europaea* L.). — De nombreux anatomistes et zoologistes ont étudié la dentition de la taupe ; mais jusqu'aujourd'hui ils n'ont pu se mettre d'accord sur la signification des diverses sortes de dents de cet animal.

La description que nous en a laissée Daubenton est un modèle de clarté et de précision, comme d'ailleurs toutes les observations de cet anatomiste. Quoique d'une certaine étendue, elle mérite d'être citée en entier. Il y avait, dit Daubenton [2], quarante-quatre dents, vingt-deux dans chaque mâchoire. Si l'on ne doit donner le nom de canines qu'à celles qui sont les plus longues entre les incisives et les mâchelières, il se trouvait huit dents incisives dans la mâchoire du dessous, car la cinquième était beaucoup plus longue que les quatre premières de chaque côté ; il est vrai que la quatrième différait des trois autres en ce qu'elle était pointue et dirigée un peu obliquement en dehors, mais elle n'avait pas plus de longueur ; les six incisives du devant de cette même mâchoire étaient toutes à peu près de la même largeur. Il n'y avait que six incisives à la mâchoire supérieure, mais les deux du milieu étaient plus larges que les quatre autres. Les deux canines du dessus avaient plus de longueur, mais moins de largeur à la base que celles du dessous, qui étaient presque aussi larges que longues. Il y avait sept mâchelières de chaque côté de la mâchoire supérieure ; les trois premières étaient très petites ; la quatrième, quoique plus longue, n'avait qu'une seule pointe, comme les trois autres ; les trois dernières étaient les plus grosses et avaient chacune trois pointes, deux sur le bord extérieur

---

1. J'adresse tous mes remerciements à M. Jean-Baptiste Divoux pour la peine qu'il s'est donnée de m'attraper des taupes *vivantes*.
2. Buffon et Daubenton, *Histoire naturelle*, t. VIII, p. 101, 1760.

et une sur l'intérieur. Les mâchelières de dessous étaient
au nombre de six de chaque côté ; les deux premières étaient
les plus petites et n'avaient qu'une pointe ; la troisième
était plus grande, elle avait une pointe très apparente au-
dessus du corps de la dent, et on apercevait deux autres
pointes très petites, une de chaque côté de la base ; les trois
dernières dents étaient les plus grosses de cette mâchoire ;
elles avaient chacune cinq pointes, deux grandes sur le
bord extérieur, et trois petites sur l'intérieur.

Donc, d'après Daubenton, la formule dentaire de la taupe
serait la suivante :

$$I. \frac{3}{4}, C. \frac{1}{1}, P. \frac{1}{2}, M. \frac{3}{4}$$

G. Cuvier [1], parlant de la Taupe, écrit : Les mâchoires
sont faibles, et sa nourriture consiste en insectes, en vers
et en quelques racines tendres. On lui compte huit incisives
en haut, huit en bas. Les canines ont deux racines, ce qui
les fait participer de la nature des fausses molaires ;
derrière elles sont en haut quatre fausses molaires, en
bas trois et ensuite trois molaires hérissées.

La formule dentaire serait, donc, d'après G. Cuvier :

$$I. \frac{3}{4}, C. \frac{1}{1}, P. \frac{4}{3}, M. \frac{3}{3}$$

F. Cuvier donne la formule suivante :

$$I. \frac{3}{4}, C. \frac{1}{0}, P. \frac{1}{4}, M. \frac{4}{4} \cdot$$

D. de Blainville arrive à la formule que voici :

$$I. \frac{4}{4}, C. \frac{1}{1}, P. \frac{3}{3}, M. \frac{3}{3} \cdot$$

Is. Geoffroy St-Hilaire, Owen, Max Weber, R. Hertwig
adoptent cette autre formule :

$$I. \frac{3}{3}, C. \frac{1}{1}, P. \frac{4}{4}, M. \frac{3}{3} \cdot$$

Pour Claus, la formule dentaire de la Taupe serait la
suivante :

---

1. *Règne animal*, t. 1, p. 131, 1829.

$$\text{I. } \frac{3}{4}, \text{ C.} \frac{1}{1}, \text{ P.} \frac{3}{2}, \text{ M.} \frac{4}{4}$$

Ces résultats différents sont dus à ce qu'on n'est pas d'accord sur la dent qui représente la canine et sur les dents qui doivent compter comme prémolaires ou molaires.

La détermination des canines, dit Ch. Tomes[1] en parlant de la Taupe, présente de telles difficultés, qu'on n'a pas attribué à cet animal moins de cinq formules dentaires différentes.

La prétendue canine supérieure est très développée ; mais elle s'implante en partie dans l'os intermaxillaire, car la suture osseuse passe à travers son alvéole, immédiatement en arrière de la racine postérieure de la canine. Si l'on s'en tenait à l'implantation, ce serait donc une incisive, mais elle ne ressemble pas du tout à une incisive ; elle a deux racines, ce qui est anormal, quoiqu'on en trouve deux également sur la canine du *gymnura*, implantée dans l'os intermaxillaire.

La dent qui remplit les fonctions de canine inférieure est la cinquième à partir de la ligne médiane ; c'est une dent à deux racines, et si étroitement conforme aux trois prémolaires qui la suivent que manifestement il faut la considérer comme une de ces prémolaires qui se développent et s'allongent plus que les autres. Elle se place *en arrière* de la dent *caniniforme* supérieure lorsque la bouche se ferme, de sorte que de ce fait elle ne peut plus être appelée canine par ceux qui attachent de l'importance à l'appellation.

Ch. Tomes a renoncé à donner une formule dentaire pour la Taupe et il est dit ailleurs (*loc. cit.* p. 285) que les naturalistes ont perdu un temps bien précieux à démontrer que la canine (des divers animaux) a, pour ainsi dire, une individualité aussi réelle que les autres catégories de dents.....

Les dents des formes mères n'étaient, comme celles des monophyodontes actuels, que très peu différentes les unes des autres.

---

[1]. *Traité d'Anatomie humaine*, trad. franç., 1880. p. 398.

Dobson, puis Leche [1] ont établi le fait curieux que voici :
la quatrième dent de lait (à compter d'avant en arrière) a la
forme d'une canine ; la dent permanente qui la remplace
prend celle d'une incisive et c'est la première prémolaire
qui acquiert la figure de la canine permanente.

Les classificateurs comptent comme incisives les dents qui
se développent dans l'os intermaxillaire. La Taupe ne rentre
pas dans la règle, puisque la dent qui précède la canine et qui
a forme d'une incisive prend naissance dans le maxillaire
supérieur. La canine elle-même, bien que possédant la figure
de celles qui portent ce nom, en diffère par sa double racine.

Les mêmes incertitudes existent sur le nombre des prémolaires et des molaires. La formule dentaire, comme d'ailleurs toute formule, n'est que l'expression de l'idée que nous
nous faisons des choses ; elle n'est pas la réalité même. Ne
tenant aucun compte des facteurs qui vont varier la forme
des dents, la formule ne saurait exprimer ni la réalité, ni
l'ensemble des phénomènes évolutifs. En d'autres termes,
la morphologie des dents est impuissante à nous expliquer
leurs variations de forme et de structure.

Les molaires de la Taupe sont longues de 2 à 3^{mm} et leur
couronne atteint une longueur de 0^{m}9 à 1^{mm} avec une largeur de 1^{mm}2. Quant aux canines de la mâchoire supérieure,
leur couronne représente un crochet qui dépasse les autres
dents de 1^{mm}5 à 2^{mm}.

Malgré ces dimensions variables, les dents de la Taupe
offrent une structure identique :

1° Une couche de dentine non calcifiée épaisse de 10 µ ;
2° une couche de dentine calcifiée de 80 à 100 µ ; 3° une
couche superficielle ou émail. Dans la dentine calcifiée, les
canalicules ou tubes sont larges de 2,5 µ avec une fibrille de
Tomes, dont l'épaisseur est celle d'un trait de l'oculaire
micrométrique. Ces canalicules sont éloignés les uns des
autres de 1,5 ou 2 µ ; autrement dit, l'étendue de la substance
fondamentale est de 2 µ entre deux canalicules.

---

1. *Anatom. Anzeiger*, t. 13, p. 525, 1897.

La couche superficielle de la couronne épaisse de $0^{mm}03$, que nous avons appelée émail, est formée de fibres hématoxylinophiles, d'un diamètre de 2,5 μ et éloignées les unes des autres par une distance qui est également de 2,5 ou 3 μ. Ces fibres sont la continuation des fibrilles de Tomes de l'ivoire sous-jacent, mais considérablement épaissies et dont la direction est très oblique par rapport à ces dernières.

Les racines offrent une structure analogue. A la dentine non calcifiée fait suite une couche de 70 μ de dentine calcifiée qui est revêtue d'une zone claire de 8 μ, homologue de l'émail coronaire.

La substance fondamentale ou intertubulaire de l'ivoire se compose, comme chez le dauphin, d'une trame réticulée très serrée à mailles remplies d'hyaloplasma calcifié.

La dent est fixée à la mâchoire par un ligament dentaire épais de 70 μ. Je n'ai pu trouver sur aucune des dents des Taupes que j'ai étudiées trace de cortical osseux. Il est cependant probable qu'avec l'âge il se développe chez la Taupe un cortical osseux.

II. — Résultats et Considérations générales.

L'ivoire ou dentine des dents du Dauphin et de la Taupe se caractérise par des canalicules étroits, peu flexueux et par une substance intertubulaire ou fondamentale peu abondante. Comme chez les autres mammifères, la substance fondamentale se compose d'une trame réticulée et d'une masse amorphe calcifiée, contenue dans les mailles du réticulum. Ce qui distingue la dentine du Dauphin et de la Taupe, c'est la richesse des filaments du réticulum, l'étroitesse des mailles et, par suite, le peu de développement de la masse amorphe calcifiée.

Les couches les plus externes de la dentine se continuent, sur la couronne, avec une couche superficielle fort mince dans laquelle les canalicules ne sont plus représentés que par la fibrille de Tomes et où le réticulum hématoxylinophile très fin et très serré renferme la masse calcifiée. En de nombreux points, la décalcification fait apparaître des vides, dus à la désagrégation de la substance organique après le départ des éléments minéraux. Enfin, la surface de cette couche superficielle qui correspond à l'émail des autres mammifères est revêtue d'une mince pellicule ou membrane qui me semble résulter de la persistance et du tassement du réticulum hématoxylinophile après la désagrégation de la masse amorphe calcifiée.

Les résultats auxquels nous sommes arrivés montrent combien un seul et même organe varie de structure selon le milieu et l'usage. Nous sommes en présence d'organes qui méritent le nom de dents au même titre que les molaires de Cheval et de Bœuf. Mais les éléments des dents du Dauphin ou de la Taupe sont si déliés que la technique usuelle appliquée aux dents triturantes ne saurait nous renseigner sur la structure des dents préhensiles du Dauphin et de la Taupe. B. de Vecchis, par exemple, qui vient de publier un mémoire sur la structure des dents de l'Homme, du Chien, du Mouton, fait des coupes épaisses de 25 µ et bicolores.

Pareille technique employée dans l'étude des dents du Dauphin et de la Taupe ne donnerait que des coupes qui, colorées, se présenteraient comme des taches, c'est-à-dire des images confuses. Pour distinguer des éléments de 1 ou 2 µ, dont la distance ne dépasse guère l'épaisseur, il faut des coupes de 3 à 5 µ et des colorants électifs. C'est à ce prix seulement qu'il est possible d'appliquer à ces dents le précepte de Lavoisier disant que la science est une affaire de poids et de mesure.

Jusqu'à présent, on n'a pu, d'après Noyes[1], établir de rapports exacts entre les diamètres des canalicules dentaires d'une part, la variété de dents, l'espèce animale et l'âge, d'autre part. La comparaison des dents de Dauphin et de Taupe avec celles des autres mammifères montre nettement que les canalicules sont plus étroits, la substance in-

---

1. *A text-Book of dental Histology*, 1912, p. 171.

tertubulaire moins développée et plus riche en filaments
hématoxylinophiles sur les dents préhensiles, c'est-à-dire
sur celles qui ne subissent pas d'attrition que sur les dents
triturantes. La considération de l'acte mécanique nous
permettra également de comprendre pour quelles raisons le
Dauphin possède des dents de forme toutes semblables et
nous rendra compte de la similitude si grande des diverses
dents de la Taupe. Le Dauphin se sert uniquement de ses
dents pour accrocher, percer et déchirer les poissons vi-
vants dont il se nourrit. L'absence de trituration a pour con-
séquence que les dents gardent toutes la forme de pointes.

Chez la Taupe, les diverses dents acquièrent une configuration quelque peu différente, mais toutes sont aiguës et
rappellent plus ou moins les dents canines. La Taupe, se
nourrissant de larves de Hannetons et de Vers, n'a besoin
que de crochets pour les retenir entre ses mâchoires et pour
les déchiqueter. Si les zoologistes n'ont pu se mettre d'accord sur la formule dentaire de la Taupe, c'est qu'au lieu de
partir de l'acte mécanique, ils continuent à vouloir ramener
les dents de cet animal à celles des mammifères qui broyent
des grains, des racines ou des herbes. La Taupe a conservé
plus ou moins la forme des dents des premiers carnassiers
ou *Créodontes* qui vivaient dans l'Éocène inférieur et
dont la formule dentaire est, d'après Cope :

$$\mathrm{I.}\ \frac{3}{3}, \mathrm{C.}\ \frac{1}{1}, \mathrm{P.}\ \frac{4}{4}, \mathrm{M.}\ \frac{3}{3}.$$

La Taupe a déjà apparu dans le Miocène, et les condi-
tions d'existence de ce mammifère n'ayant pas été inter-
rompues, n'ayant guère subi de changements, ses dents ne
se sont point différenciées.

Bien qu'on ne pense plus avec Cuvier que chaque animal
a été fait ou créé pour le milieu où il vit, on continue dans
la pratique à raisonner comme lui. On prend pour type la
formule dentaire de l'homme et on tente de ramener à ce
modèle les dents des autres mammifères. La plupart des
auteurs ne considèrent d'ailleurs que les dimensions et la
configuration de ces organes, et, d'après les seuls faits visi-

bles à l'œil nu, ils font descendre ces formes les unes des autres. Pour juger des variations morphologiques ou structurales, il faut recourir à l'examen microscopique. Pareille étude nous renseigne non seulement sur les différences de configuration, mais encore sur le développement et la structure variables que subit la dentine ou l'émail sous l'influence des facteurs mécaniques. Les dents qui ne servent qu'à la préhension sont de forme et de structure différentes de celles qui sont employées à la trituration.

En suivant sur de pareilles préparations les modifications que présente l'ivoire dans ses couches superficielles, on voit, sur les dents du Dauphin et de la Taupe, l'hyaloplasma diminuer, puis disparaître à mesure qu'on approche de la surface de la couronne. Comme chez les autres mammifères, la fibre de Tomes s'épaissit et le réticulum hématoxylinophile de la substance intermédiaire à ces fibres devient de plus en plus serré. La couche qui revêt et termine la dentine rappelle l'émail des dents triturantes, mais elle n'atteint qu'un très faible développement, probablement à raison de la faible attrition à laquelle la dent est soumise.

Cet émail est recouvert, sur toute la couronne, par une pellicule, cuticule ou membrane de 5 μ. environ qui se colore de la même façon que le réticulum formant la trame de l'émail. Nous l'avons homologuée avec la *membrane de Nasmyth*.

On sait combien sont nombreuses et contradictoires les hypothèses qui ont été émises sur l'origine et la nature de cette membrane. Découverte en 1839 par Nasmyth, elle a été étudiée par les histologistes et les embryologistes qui sont d'accord sur la résistance qu'elle offre aux acides chlorhydrique ou azotique, à la potasse bouillante. On sait, d'autre part, qu'elle est calcifiée, mais moins que l'émail et que, bien développée sur les dents *jeunes* qui ne présentent pas encore trace d'usure, elle disparaît rapidement sur les dents soumises aux frottements.

D'où vient la membrane de Nasmyth et quelle est la nature ou l'espèce d'éléments qui la constituent ? Pour Huxley, elle représenterait la membrane préformative, c'est-à-dire

une membrane recouvrant primitivement la papille. Ce
n'est pas l'avis de ceux qui lui donnent le nom de cuticule
dentaire et qui la font provenir de l'organe prédentaire.
C'est ainsi que Waldeyer la regarde comme une pellicule
kératinisée de l'épithélium prédentaire, tandis que Kölliker
et d'autres supposent qu'après avoir sécrété l'émail, l'épithélium prédentaire achève sa tâche en recouvrant ce dernier d'une sorte de vernis protecteur.

John Tomes, puis Ch. Tomes, Magitot, Wedl, Baume,
etc. soutiennent, par contre, que la membrane de Nasmyth
est l'homologue du cortical coronaire qu'on observe sur les
dents des Herbivores. La membrane de Nasmyth serait, sur
les dents simples, un rudiment de cortical coronaire.

Sur les dents préhensiles du Dauphin dont les supérieures
s'emboîtent dans les intervalles des inférieures et récipro-
quement, l'usure ne se fait point par frottement. La masse
amorphe, calcifiée, qui est contenue dans les mailles du
réticulum, se désagrège et se pulvérise avant le réticulum.
Ce dernier, peu ou point calcifié, est formé de fibrilles
hématoxylinophiles et élastiques sur lesquelles se dépose le
nitrate d'argent, qui résistent aux acides forts, et qui gon-
flent dans la potasse. Dès le mois de mai 1920, j'ai signalé
une membrane ou cuticule sur les dents du Chien et le dessin
que j'en ai publié [1] la représente comme une membrane
foncée à double contour. A la surface de la dent, l'émail se
désagrège d'après un processus identique à celui que déter-
mine l'action des acides dans la portion profonde : les sels
calcaires, en se dissolvan', entraînent la disparition de la
partie organique de la masse amorphe, tandis que le réticulum élastique persiste.

Avant de vouloir lever une difficulté, il faut la connaître ;
avant de résoudre un problème, il est nécessaire d'en poser
et définir les éléments. La mince couche d'émail que nous
décrivons sur les dents du Dauphin et de la Taupe répond, au
point de vue évolutif et structural, à l'émail des dents tritu-

---

1. Voir l'*Odontologie*, fig. 3, p. 521, 1920.

rantes. Quelle est sa composition? Nous l'ignorons. Sauf les analyses de dents triturantes (Homme, Bœuf et quelques autres), nous ne possédons, que je sache, du moins, aucune donnée touchant la composition chimique ni de la dentine ni de l'émail des dents uniquement préhensiles. Dans les dents triturantes, la substance organique de l'émail est réduite à quelques centièmes. Quant aux dents préhensiles du Dauphin et de la Taupe, l'observation microscopique nous y montre une trame presque aussi abondante, peut-être plus abondante que la masse calcifiée. Lorsque cette dent préhensile s'use, j'en ai déjà fait la remarque à propos des dents de Chien, la masse amorphe calcifiée se raréfie, s'effrite et disparaît avant la trame, et, il reste un lacis de filaments qui se colorent comme la trame de la dentine. C'est ce lacis de filaments tassés qui me semble correspondre à ce qu'on décrit sous le nom de cuticule ou de membrane de Nasmyth.

CONCLUSIONS :

Les dents du Dauphin et de la Taupe n'étant que des dents préhensiles ont la forme conique ou une couronne hérissée de pointes. La dentine possède de minces canalicules et une substance intertubulaire à réticulum très développé et à mailles étroites. Sur la couronne, la dernière couche de dentine prend la forme et la structure d'un mince revêtement d'émail. En se désagrégeant, la masse calcifiée de l'émail laisse, à la surface de la couronne, une membrane due à la persistance et au tassement du réticulum. Elle correspond à la membrane dite de Nasmyth.

Mellottée, Imp. — Paris-Châteauroux.